Mon carnet d'activités sportives

Aujourd'hui le :

Activité :   **Durée :**
Activité :   **Durée :**
Calories dépensées :

Aujourd'hui le :

Activité :   **Durée :**
Activité :   **Durée :**
Calories dépensées :

Aujourd'hui le :

Activité :   **Durée :**
Activité :   **Durée :**
Calories dépensées :

Aujourd'hui le :

Activité :   **Durée :**
Activité :   **Durée :**
Calories dépensées :

Aujourd'hui le :

Activité :   **Durée :**
Activité :   **Durée :**
Calories dépensées :

Mon carnet d'activités sportives

Aujourd'hui le :

Activité :   **Durée :**
Activité :   **Durée :**
Calories dépensées :

Aujourd'hui le :

Activité :   **Durée :**
Activité :   **Durée :**
Calories dépensées :

Le point sur la semaine :

Mon poids est de :

Combien d'activités sportives :

Durée totale :

Cumul des calories dépensées :

Notes sur mon ressenti, mes objectifs :

Mon carnet d'activités sportives

Aujourd'hui le :

Activité :   **Durée :**
Activité :   **Durée :**
Calories dépensées :

Aujourd'hui le :

Activité :   **Durée :**
Activité :   **Durée :**
Calories dépensées :

Aujourd'hui le :

Activité :   **Durée :**
Activité :   **Durée :**
Calories dépensées :

Aujourd'hui le :

Activité :   **Durée :**
Activité :   **Durée :**
Calories dépensées :

Aujourd'hui le :

Activité :   **Durée :**
Activité :   **Durée :**
Calories dépensées :

Mon carnet d'activités sportives

Aujourd'hui le :

Activité :   **Durée :**
Activité :   **Durée :**
Calories dépensées :

Aujourd'hui le :

Activité :   **Durée :**
Activité :   **Durée :**
Calories dépensées :

Le point sur la semaine :

Mon poids est de :

Combien d'activités sportives :

Durée totale :

Cumul des calories dépensées :

Notes sur mon ressenti, mes objectifs :

Aujourd'hui le :

Activité :   **Durée :**
Activité :   **Durée :**
Calories dépensées :

Aujourd'hui le :

Activité :   **Durée :**
Activité :   **Durée :**
Calories dépensées :

Aujourd'hui le :

Activité :   **Durée :**
Activité :   **Durée :**
Calories dépensées :

Aujourd'hui le :

Activité :   **Durée :**
Activité :   **Durée :**
Calories dépensées :

Aujourd'hui le :

Activité :   **Durée :**
Activité :   **Durée :**
Calories dépensées :

Mon carnet d'activités sportives

Aujourd'hui le :

Activité :   **Durée :**
Activité :   **Durée :**
Calories dépensées :

Aujourd'hui le :

Activité :   **Durée :**
Activité :   **Durée :**
Calories dépensées :

Le point sur la semaine :

Mon poids est de :

Combien d'activités sportives :

Durée totale :

Cumul des calories dépensées :

Notes sur mon ressenti, mes objectifs :

Mon carnet d'activités sportives

Aujourd'hui le :

Activité :   **Durée :**
Activité :   **Durée :**
Calories dépensées :

Aujourd'hui le :

Activité :   **Durée :**
Activité :   **Durée :**
Calories dépensées :

Aujourd'hui le :

Activité :   **Durée :**
Activité :   **Durée :**
Calories dépensées :

Aujourd'hui le :

Activité :   **Durée :**
Activité :   **Durée :**
Calories dépensées :

Aujourd'hui le :

Activité :   **Durée :**
Activité :   **Durée :**
Calories dépensées :

Mon carnet d'activités sportives

Aujourd'hui le :

Activité :   **Durée :**

Activité :   **Durée :**

Calories dépensées :

Aujourd'hui le :

Activité :   **Durée :**

Activité :   **Durée :**

Calories dépensées :

Le point sur la semaine :

Mon poids est de :

Combien d'activités sportives :

Durée totale :

Cumul des calories dépensées :

Notes sur mon ressenti, mes objectifs :

Mon carnet d'activités sportives

Aujourd'hui le :

Activité :   **Durée :**
Activité :   **Durée :**
Calories dépensées :

Aujourd'hui le :

Activité :   **Durée :**
Activité :   **Durée :**
Calories dépensées :

Aujourd'hui le :

Activité :   **Durée :**
Activité :   **Durée :**
Calories dépensées :

Aujourd'hui le :

Activité :   **Durée :**
Activité :   **Durée :**
Calories dépensées :

Aujourd'hui le :

Activité :   **Durée :**
Activité :   **Durée :**
Calories dépensées :

Mon carnet d'activités sportives

Aujourd'hui le : _______________________

Activité : _________________ **Durée :** _______________
Activité : _________________ **Durée :** _______________
Calories dépensées : _______________________

Aujourd'hui le : _______________________

Activité : _________________ **Durée :** _______________
Activité : _________________ **Durée :** _______________
Calories dépensées : _______________________

Le point sur la semaine :

Mon poids est de : _______________________

Combien d'activités sportives : _______________________

Durée totale : _______________________

Cumul des calories dépensées : _______________________

Notes sur mon ressenti, mes objectifs :

____

____

____

Mon carnet d'activités sportives

Aujourd'hui le :

Activité : **Durée :**

Activité : **Durée :**

Calories dépensées :

Aujourd'hui le :

Activité : **Durée :**

Activité : **Durée :**

Calories dépensées :

Aujourd'hui le :

Activité : **Durée :**

Activité : **Durée :**

Calories dépensées :

Aujourd'hui le :

Activité : **Durée :**

Activité : **Durée :**

Calories dépensées :

Aujourd'hui le :

Activité : **Durée :**

Activité : **Durée :**

Calories dépensées :

Mon carnet d'activités sportives

Aujourd'hui le :

Activité :　　　　　　　　　　**Durée :**
Activité :　　　　　　　　　　**Durée :**
Calories dépensées :

Aujourd'hui le :

Activité :　　　　　　　　　　**Durée :**
Activité :　　　　　　　　　　**Durée :**
Calories dépensées :

Le point sur la semaine :

Mon poids est de :

Combien d'activités sportives :

Durée totale :

Cumul des calories dépensées :

Notes sur mon ressenti, mes objectifs :

Mon carnet d'activités sportives

Aujourd'hui le :

Activité :   **Durée :**
Activité :   **Durée :**
Calories dépensées :

Aujourd'hui le :

Activité :   **Durée :**
Activité :   **Durée :**
Calories dépensées :

Aujourd'hui le :

Activité :   **Durée :**
Activité :   **Durée :**
Calories dépensées :

Aujourd'hui le :

Activité :   **Durée :**
Activité :   **Durée :**
Calories dépensées :

Aujourd'hui le :

Activité :   **Durée :**
Activité :   **Durée :**
Calories dépensées :

Mon carnet d'activités sportives

Aujourd'hui le :

Activité :   **Durée :**

Activité :   **Durée :**

Calories dépensées :

Aujourd'hui le :

Activité :   **Durée :**

Activité :   **Durée :**

Calories dépensées :

Le point sur la semaine :

Mon poids est de :

Combien d'activités sportives :

Durée totale :

Cumul des calories dépensées :

Notes sur mon ressenti, mes objectifs :

Mon carnet d'activités sportives

Aujourd'hui le :

Activité :   **Durée :**
Activité :   **Durée :**
Calories dépensées :

Aujourd'hui le :

Activité :   **Durée :**
Activité :   **Durée :**
Calories dépensées :

Aujourd'hui le :

Activité :   **Durée :**
Activité :   **Durée :**
Calories dépensées :

Aujourd'hui le :

Activité :   **Durée :**
Activité :   **Durée :**
Calories dépensées :

Aujourd'hui le :

Activité :   **Durée :**
Activité :   **Durée :**
Calories dépensées :

Mon carnet d'activités sportives

Aujourd'hui le :

Activité :   **Durée :**
Activité :   **Durée :**
Calories dépensées :

Aujourd'hui le :

Activité :   **Durée :**
Activité :   **Durée :**
Calories dépensées :

Le point sur la semaine :

Mon poids est de :

Combien d'activités sportives :

Durée totale :

Cumul des calories dépensées :

Notes sur mon ressenti, mes objectifs :

Mon carnet d'activités sportives

Aujourd'hui le :

Activité :   **Durée :**
Activité :   **Durée :**
Calories dépensées :

Aujourd'hui le :

Activité :   **Durée :**
Activité :   **Durée :**
Calories dépensées :

Aujourd'hui le :

Activité :   **Durée :**
Activité :   **Durée :**
Calories dépensées :

Aujourd'hui le :

Activité :   **Durée :**
Activité :   **Durée :**
Calories dépensées :

Aujourd'hui le :

Activité :   **Durée :**
Activité :   **Durée :**
Calories dépensées :

Mon carnet d'activités sportives

Aujourd'hui le :

Activité :   **Durée :**

Activité :   **Durée :**

Calories dépensées :

Aujourd'hui le :

Activité :   **Durée :**

Activité :   **Durée :**

Calories dépensées :

Le point sur la semaine :

Mon poids est de :

Combien d'activités sportives :

Durée totale :

Cumul des calories dépensées :

Notes sur mon ressenti, mes objectifs :

Mon carnet d'activités sportives

Aujourd'hui le :

Activité :   **Durée :**
Activité :   **Durée :**
Calories dépensées :

Aujourd'hui le :

Activité :   **Durée :**
Activité :   **Durée :**
Calories dépensées :

Aujourd'hui le :

Activité :   **Durée :**
Activité :   **Durée :**
Calories dépensées :

Aujourd'hui le :

Activité :   **Durée :**
Activité :   **Durée :**
Calories dépensées :

Aujourd'hui le :

Activité :   **Durée :**
Activité :   **Durée :**
Calories dépensées :

Aujourd'hui le :

Activité :   **Durée :**
Activité :   **Durée :**
Calories dépensées :

Aujourd'hui le :

Activité :   **Durée :**
Activité :   **Durée :**
Calories dépensées :

Le point sur la semaine :

Mon poids est de :

Combien d'activités sportives :

Durée totale :

Cumul des calories dépensées :

Notes sur mon ressenti, mes objectifs :

Mon carnet d'activités sportives

Aujourd'hui le :

Activité :   **Durée :**
Activité :   **Durée :**
Calories dépensées :

Aujourd'hui le :

Activité :   **Durée :**
Activité :   **Durée :**
Calories dépensées :

Aujourd'hui le :

Activité :   **Durée :**
Activité :   **Durée :**
Calories dépensées :

Aujourd'hui le :

Activité :   **Durée :**
Activité :   **Durée :**
Calories dépensées :

Aujourd'hui le :

Activité :   **Durée :**
Activité :   **Durée :**
Calories dépensées :

Mon carnet d'activités sportives

Aujourd'hui le :

Activité :   **Durée :**
Activité :   **Durée :**
Calories dépensées :

Aujourd'hui le :

Activité :   **Durée :**
Activité :   **Durée :**
Calories dépensées :

Le point sur la semaine :

Mon poids est de :

Combien d'activités sportives :

Durée totale :

Cumul des calories dépensées :

Notes sur mon ressenti, mes objectifs :

Mon carnet d'activités sportives

Aujourd'hui le :

Activité :   **Durée :**
Activité :   **Durée :**
Calories dépensées :

Aujourd'hui le :

Activité :   **Durée :**
Activité :   **Durée :**
Calories dépensées :

Aujourd'hui le :

Activité :   **Durée :**
Activité :   **Durée :**
Calories dépensées :

Aujourd'hui le :

Activité :   **Durée :**
Activité :   **Durée :**
Calories dépensées :

Aujourd'hui le :

Activité :   **Durée :**
Activité :   **Durée :**
Calories dépensées :

Mon carnet d'activités sportives

Aujourd'hui le :

Activité :   **Durée :**
Activité :   **Durée :**
Calories dépensées :

Aujourd'hui le :

Activité :   **Durée :**
Activité :   **Durée :**
Calories dépensées :

Le point sur la semaine :

Mon poids est de :

Combien d'activités sportives :

Durée totale :

Cumul des calories dépensées :

Notes sur mon ressenti, mes objectifs :

Mon carnet d'activités sportives

Aujourd'hui le : _______________________

Activité : _______________ **Durée :** _______________
Activité : _______________ **Durée :** _______________
Calories dépensées : _______________

Aujourd'hui le : _______________________

Activité : _______________ **Durée :** _______________
Activité : _______________ **Durée :** _______________
Calories dépensées : _______________

Aujourd'hui le : _______________________

Activité : _______________ **Durée :** _______________
Activité : _______________ **Durée :** _______________
Calories dépensées : _______________

Aujourd'hui le : _______________________

Activité : _______________ **Durée :** _______________
Activité : _______________ **Durée :** _______________
Calories dépensées : _______________

Aujourd'hui le : _______________________

Activité : _______________ **Durée :** _______________
Activité : _______________ **Durée :** _______________
Calories dépensées : _______________

Aujourd'hui le :

Activité :   **Durée :**
Activité :   **Durée :**
Calories dépensées :

Aujourd'hui le :

Activité :   **Durée :**
Activité :   **Durée :**
Calories dépensées :

Le point sur la semaine :

Mon poids est de :

Combien d'activités sportives :

Durée totale :

Cumul des calories dépensées :

Notes sur mon ressenti, mes objectifs :

Mon carnet d'activités sportives

Aujourd'hui le :

Activité :   **Durée :**
Activité :   **Durée :**
Calories dépensées :

Aujourd'hui le :

Activité :   **Durée :**
Activité :   **Durée :**
Calories dépensées :

Aujourd'hui le :

Activité :   **Durée :**
Activité :   **Durée :**
Calories dépensées :

Aujourd'hui le :

Activité :   **Durée :**
Activité :   **Durée :**
Calories dépensées :

Aujourd'hui le :

Activité :   **Durée :**
Activité :   **Durée :**
Calories dépensées :

Aujourd'hui le :

Activité :   **Durée :**
Activité :   **Durée :**
Calories dépensées :

Aujourd'hui le :

Activité :   **Durée :**
Activité :   **Durée :**
Calories dépensées :

Le point sur la semaine :

Mon poids est de :

Combien d'activités sportives :

Durée totale :

Cumul des calories dépensées :

Notes sur mon ressenti, mes objectifs :

Mon carnet d'activités sportives

Aujourd'hui le :

Activité :   **Durée :**
Activité :   **Durée :**
Calories dépensées :

Aujourd'hui le :

Activité :   **Durée :**
Activité :   **Durée :**
Calories dépensées :

Aujourd'hui le :

Activité :   **Durée :**
Activité :   **Durée :**
Calories dépensées :

Aujourd'hui le :

Activité :   **Durée :**
Activité :   **Durée :**
Calories dépensées :

Aujourd'hui le :

Activité :   **Durée :**
Activité :   **Durée :**
Calories dépensées :

Mon carnet d'activités sportives

Aujourd'hui le : ________________________

Activité : ________________ **Durée :** ____________

Activité : ________________ **Durée :** ____________

Calories dépensées : ________________________

Aujourd'hui le : ________________________

Activité : ________________ **Durée :** ____________

Activité : ________________ **Durée :** ____________

Calories dépensées : ________________________

Le point sur la semaine :

Mon poids est de : ________________________

Combien d'activités sportives : ________________________

Durée totale : ________________________

Cumul des calories dépensées : ________________________

Notes sur mon ressenti, mes objectifs :

____

____

Mon carnet d'activités sportives

Aujourd'hui le :

Activité :   **Durée :**
Activité :   **Durée :**
Calories dépensées :

Aujourd'hui le :

Activité :   **Durée :**
Activité :   **Durée :**
Calories dépensées :

Aujourd'hui le :

Activité :   **Durée :**
Activité :   **Durée :**
Calories dépensées :

Aujourd'hui le :

Activité :   **Durée :**
Activité :   **Durée :**
Calories dépensées :

Aujourd'hui le :

Activité :   **Durée :**
Activité :   **Durée :**
Calories dépensées :

Mon carnet d'activités sportives

Aujourd'hui le : ____________________

Activité : ____________________ **Durée :** ____________________
Activité : ____________________ **Durée :** ____________________
Calories dépensées : ____________________

Aujourd'hui le : ____________________

Activité : ____________________ **Durée :** ____________________
Activité : ____________________ **Durée :** ____________________
Calories dépensées : ____________________

Le point sur la semaine :

Mon poids est de : ____________________

Combien d'activités sportives : ____________________

Durée totale : ____________________

Cumul des calories dépensées : ____________________

Notes sur mon ressenti, mes objectifs :

____

____

____

Mon carnet d'activités sportives

Aujourd'hui le : _______________

Activité : _______________ **Durée :** _______________
Activité : _______________ **Durée :** _______________
Calories dépensées : _______________

Aujourd'hui le : _______________

Activité : _______________ **Durée :** _______________
Activité : _______________ **Durée :** _______________
Calories dépensées : _______________

Aujourd'hui le : _______________

Activité : _______________ **Durée :** _______________
Activité : _______________ **Durée :** _______________
Calories dépensées : _______________

Aujourd'hui le : _______________

Activité : _______________ **Durée :** _______________
Activité : _______________ **Durée :** _______________
Calories dépensées : _______________

Aujourd'hui le : _______________

Activité : _______________ **Durée :** _______________
Activité : _______________ **Durée :** _______________
Calories dépensées : _______________

Mon carnet d'activités sportives

Aujourd'hui le :

Activité : **Durée :**
Activité : **Durée :**
Calories dépensées :

Aujourd'hui le :

Activité : **Durée :**
Activité : **Durée :**
Calories dépensées :

Le point sur la semaine :

Mon poids est de :

Combien d'activités sportives :

Durée totale :

Cumul des calories dépensées :

Notes sur mon ressenti, mes objectifs :

Mon carnet d'activités sportives

Aujourd'hui le :

Activité :   **Durée :**

Activité :   **Durée :**

Calories dépensées :

Aujourd'hui le :

Activité :   **Durée :**

Activité :   **Durée :**

Calories dépensées :

Aujourd'hui le :

Activité :   **Durée :**

Activité :   **Durée :**

Calories dépensées :

Aujourd'hui le :

Activité :   **Durée :**

Activité :   **Durée :**

Calories dépensées :

Aujourd'hui le :

Activité :   **Durée :**

Activité :   **Durée :**

Calories dépensées :

Mon carnet d'activités sportives

Aujourd'hui le : ___________________

Activité : ___________________   **Durée :** ___________________
Activité : ___________________   **Durée :** ___________________
Calories dépensées : ___________________

Aujourd'hui le : ___________________

Activité : ___________________   **Durée :** ___________________
Activité : ___________________   **Durée :** ___________________
Calories dépensées : ___________________

Le point sur la semaine :

Mon poids est de : ___________________

Combien d'activités sportives : ___________________

Durée totale : ___________________

Cumul des calories dépensées : ___________________

Notes sur mon ressenti, mes objectifs :

____

____

____

Mon carnet d'activités sportives

Aujourd'hui le :

Activité :   **Durée :**
Activité :   **Durée :**
Calories dépensées :

Aujourd'hui le :

Activité :   **Durée :**
Activité :   **Durée :**
Calories dépensées :

Aujourd'hui le :

Activité :   **Durée :**
Activité :   **Durée :**
Calories dépensées :

Aujourd'hui le :

Activité :   **Durée :**
Activité :   **Durée :**
Calories dépensées :

Aujourd'hui le :

Activité :   **Durée :**
Activité :   **Durée :**
Calories dépensées :

Mon carnet d'activités sportives

Aujourd'hui le :

Activité :   **Durée :**
Activité :   **Durée :**
Calories dépensées :

Aujourd'hui le :

Activité :   **Durée :**
Activité :   **Durée :**
Calories dépensées :

Le point sur la semaine :

Mon poids est de :

Combien d'activités sportives :

Durée totale :

Cumul des calories dépensées :

Notes sur mon ressenti, mes objectifs :

Mon carnet d'activités sportives

Aujourd'hui le :

Activité :   **Durée :**
Activité :   **Durée :**
Calories dépensées :

Aujourd'hui le :

Activité :   **Durée :**
Activité :   **Durée :**
Calories dépensées :

Aujourd'hui le :

Activité :   **Durée :**
Activité :   **Durée :**
Calories dépensées :

Aujourd'hui le :

Activité :   **Durée :**
Activité :   **Durée :**
Calories dépensées :

Aujourd'hui le :

Activité :   **Durée :**
Activité :   **Durée :**
Calories dépensées :

Mon carnet d'activités sportives

Aujourd'hui le :

Activité :   **Durée :**
Activité :   **Durée :**
Calories dépensées :

Aujourd'hui le :

Activité :   **Durée :**
Activité :   **Durée :**
Calories dépensées :

Le point sur la semaine :

Mon poids est de :

Combien d'activités sportives :

Durée totale :

Cumul des calories dépensées :

Notes sur mon ressenti, mes objectifs :

Mon carnet d'activités sportives

Aujourd'hui le :

Activité :   **Durée :**
Activité :   **Durée :**
Calories dépensées :

Aujourd'hui le :

Activité :   **Durée :**
Activité :   **Durée :**
Calories dépensées :

Aujourd'hui le :

Activité :   **Durée :**
Activité :   **Durée :**
Calories dépensées :

Aujourd'hui le :

Activité :   **Durée :**
Activité :   **Durée :**
Calories dépensées :

Aujourd'hui le :

Activité :   **Durée :**
Activité :   **Durée :**
Calories dépensées :

Mon carnet d'activités sportives

Aujourd'hui le :

Activité :   **Durée :**
Activité :   **Durée :**
Calories dépensées :

Aujourd'hui le :

Activité :   **Durée :**
Activité :   **Durée :**
Calories dépensées :

Le point sur la semaine :

Mon poids est de :

Combien d'activités sportives :

Durée totale :

Cumul des calories dépensées :

Notes sur mon ressenti, mes objectifs :

Mon carnet d'activités sportives

Aujourd'hui le : __________________________

Activité : __________________________ **Durée :** __________________________
Activité : __________________________ **Durée :** __________________________
Calories dépensées : __________________________

Aujourd'hui le : __________________________

Activité : __________________________ **Durée :** __________________________
Activité : __________________________ **Durée :** __________________________
Calories dépensées : __________________________

Aujourd'hui le : __________________________

Activité : __________________________ **Durée :** __________________________
Activité : __________________________ **Durée :** __________________________
Calories dépensées : __________________________

Aujourd'hui le : __________________________

Activité : __________________________ **Durée :** __________________________
Activité : __________________________ **Durée :** __________________________
Calories dépensées : __________________________

Aujourd'hui le : __________________________

Activité : __________________________ **Durée :** __________________________
Activité : __________________________ **Durée :** __________________________
Calories dépensées : __________________________

Mon carnet d'activités sportives

Aujourd'hui le :

Activité :   **Durée :**
Activité :   **Durée :**
Calories dépensées :

Aujourd'hui le :

Activité :   **Durée :**
Activité :   **Durée :**
Calories dépensées :

Le point sur la semaine :

Mon poids est de :

Combien d'activités sportives :

Durée totale :

Cumul des calories dépensées :

Notes sur mon ressenti, mes objectifs :

Mon carnet d'activités sportives

Aujourd'hui le :

Activité :   **Durée :**

Activité :   **Durée :**

Calories dépensées :

Aujourd'hui le :

Activité :   **Durée :**

Activité :   **Durée :**

Calories dépensées :

Aujourd'hui le :

Activité :   **Durée :**

Activité :   **Durée :**

Calories dépensées :

Aujourd'hui le :

Activité :   **Durée :**

Activité :   **Durée :**

Calories dépensées :

Aujourd'hui le :

Activité :   **Durée :**

Activité :   **Durée :**

Calories dépensées :

Mon carnet d'activités sportives

Aujourd'hui le :

Activité :   **Durée :**
Activité :   **Durée :**
Calories dépensées :

Aujourd'hui le :

Activité :   **Durée :**
Activité :   **Durée :**
Calories dépensées :

Le point sur la semaine :

Mon poids est de :

Combien d'activités sportives :

Durée totale :

Cumul des calories dépensées :

Notes sur mon ressenti, mes objectifs :

Mon carnet d'activités sportives

Aujourd'hui le :

Activité :   **Durée :**
Activité :   **Durée :**
Calories dépensées :

Aujourd'hui le :

Activité :   **Durée :**
Activité :   **Durée :**
Calories dépensées :

Aujourd'hui le :

Activité :   **Durée :**
Activité :   **Durée :**
Calories dépensées :

Aujourd'hui le :

Activité :   **Durée :**
Activité :   **Durée :**
Calories dépensées :

Aujourd'hui le :

Activité :   **Durée :**
Activité :   **Durée :**
Calories dépensées :

Mon carnet d'activités sportives

Aujourd'hui le :

Activité :   **Durée :**
Activité :   **Durée :**
Calories dépensées :

Aujourd'hui le :

Activité :   **Durée :**
Activité :   **Durée :**
Calories dépensées :

Le point sur la semaine :

Mon poids est de :

Combien d'activités sportives :

Durée totale :

Cumul des calories dépensées :

Notes sur mon ressenti, mes objectifs :

Mon carnet d'activités sportives

Aujourd'hui le :

Activité :　　　　　　　　**Durée :**
Activité :　　　　　　　　**Durée :**
Calories dépensées :

Aujourd'hui le :

Activité :　　　　　　　　**Durée :**
Activité :　　　　　　　　**Durée :**
Calories dépensées :

Aujourd'hui le :

Activité :　　　　　　　　**Durée :**
Activité :　　　　　　　　**Durée :**
Calories dépensées :

Aujourd'hui le :

Activité :　　　　　　　　**Durée :**
Activité :　　　　　　　　**Durée :**
Calories dépensées :

Aujourd'hui le :

Activité :　　　　　　　　**Durée :**
Activité :　　　　　　　　**Durée :**
Calories dépensées :

Mon carnet d'activités sportives

Aujourd'hui le :

Activité :   **Durée :**
Activité :   **Durée :**
Calories dépensées :

Aujourd'hui le :

Activité :   **Durée :**
Activité :   **Durée :**
Calories dépensées :

Le point sur la semaine :

Mon poids est de :

Combien d'activités sportives :

Durée totale :

Cumul des calories dépensées :

Notes sur mon ressenti, mes objectifs :

Mon carnet d'activités sportives

Aujourd'hui le :

Activité :   **Durée :**
Activité :   **Durée :**
Calories dépensées :

Aujourd'hui le :

Activité :   **Durée :**
Activité :   **Durée :**
Calories dépensées :

Aujourd'hui le :

Activité :   **Durée :**
Activité :   **Durée :**
Calories dépensées :

Aujourd'hui le :

Activité :   **Durée :**
Activité :   **Durée :**
Calories dépensées :

Aujourd'hui le :

Activité :   **Durée :**
Activité :   **Durée :**
Calories dépensées :

Mon carnet d'activités sportives

Aujourd'hui le : ....

Activité : ....   **Durée :** ....
Activité : ....   **Durée :** ....
Calories dépensées : ....

Aujourd'hui le : ....

Activité : ....   **Durée :** ....
Activité : ....   **Durée :** ....
Calories dépensées : ....

Le point sur la semaine :

Mon poids est de : ....

Combien d'activités sportives : ....

Durée totale : ....

Cumul des calories dépensées : ....

Notes sur mon ressenti, mes objectifs :

....

....

....

Mon carnet d'activités sportives

Aujourd'hui le :

Activité :   **Durée :**
Activité :   **Durée :**
Calories dépensées :

Aujourd'hui le :

Activité :   **Durée :**
Activité :   **Durée :**
Calories dépensées :

Aujourd'hui le :

Activité :   **Durée :**
Activité :   **Durée :**
Calories dépensées :

Aujourd'hui le :

Activité :   **Durée :**
Activité :   **Durée :**
Calories dépensées :

Aujourd'hui le :

Activité :   **Durée :**
Activité :   **Durée :**
Calories dépensées :

Mon carnet d'activités sportives

Aujourd'hui le :

Activité :   **Durée :**
Activité :   **Durée :**
Calories dépensées :

Aujourd'hui le :

Activité :   **Durée :**
Activité :   **Durée :**
Calories dépensées :

Le point sur la semaine :

Mon poids est de :

Combien d'activités sportives :

Durée totale :

Cumul des calories dépensées :

Notes sur mon ressenti, mes objectifs :

Mon carnet d'activités sportives

Aujourd'hui le :

Activité :   **Durée :**

Activité :   **Durée :**

Calories dépensées :

Aujourd'hui le :

Activité :   **Durée :**

Activité :   **Durée :**

Calories dépensées :

Aujourd'hui le :

Activité :   **Durée :**

Activité :   **Durée :**

Calories dépensées :

Aujourd'hui le :

Activité :   **Durée :**

Activité :   **Durée :**

Calories dépensées :

Aujourd'hui le :

Activité :   **Durée :**

Activité :   **Durée :**

Calories dépensées :

Aujourd'hui le :

Activité :   **Durée :**

Activité :   **Durée :**

Calories dépensées :

Aujourd'hui le :

Activité :   **Durée :**

Activité :   **Durée :**

Calories dépensées :

Le point sur la semaine :

Mon poids est de :

Combien d'activités sportives :

Durée totale :

Cumul des calories dépensées :

Notes sur mon ressenti, mes objectifs :

Mon carnet d'activités sportives

Aujourd'hui le :

Activité :   **Durée :**
Activité :   **Durée :**
Calories dépensées :

Aujourd'hui le :

Activité :   **Durée :**
Activité :   **Durée :**
Calories dépensées :

Aujourd'hui le :

Activité :   **Durée :**
Activité :   **Durée :**
Calories dépensées :

Aujourd'hui le :

Activité :   **Durée :**
Activité :   **Durée :**
Calories dépensées :

Aujourd'hui le :

Activité :   **Durée :**
Activité :   **Durée :**
Calories dépensées :

Mon carnet d'activités sportives

Aujourd'hui le :

Activité :   **Durée :**
Activité :   **Durée :**
Calories dépensées :

Aujourd'hui le :

Activité :   **Durée :**
Activité :   **Durée :**
Calories dépensées :

Le point sur la semaine :

Mon poids est de :

Combien d'activités sportives :

Durée totale :

Cumul des calories dépensées :

Notes sur mon ressenti, mes objectifs :

Mon carnet d'activités sportives

Aujourd'hui le :

Activité :   **Durée :**
Activité :   **Durée :**
Calories dépensées :

Aujourd'hui le :

Activité :   **Durée :**
Activité :   **Durée :**
Calories dépensées :

Aujourd'hui le :

Activité :   **Durée :**
Activité :   **Durée :**
Calories dépensées :

Aujourd'hui le :

Activité :   **Durée :**
Activité :   **Durée :**
Calories dépensées :

Aujourd'hui le :

Activité :   **Durée :**
Activité :   **Durée :**
Calories dépensées :

Mon carnet d'activités sportives

Aujourd'hui le : ______________________

Activité : _________________ **Durée :** _____________
Activité : _________________ **Durée :** _____________
Calories dépensées : ___________________________

Aujourd'hui le : ______________________

Activité : _________________ **Durée :** _____________
Activité : _________________ **Durée :** _____________
Calories dépensées : ___________________________

Le point sur la semaine :

Mon poids est de : _________________________________

Combien d'activités sportives : ___________________

Durée totale : _____________________________________

Cumul des calories dépensées : ___________________

Notes sur mon ressenti, mes objectifs :

____

____

____

Mon carnet d'activités sportives

Aujourd'hui le :

Activité :   **Durée :**
Activité :   **Durée :**
Calories dépensées :

Aujourd'hui le :

Activité :   **Durée :**
Activité :   **Durée :**
Calories dépensées :

Aujourd'hui le :

Activité :   **Durée :**
Activité :   **Durée :**
Calories dépensées :

Aujourd'hui le :

Activité :   **Durée :**
Activité :   **Durée :**
Calories dépensées :

Aujourd'hui le :

Activité :   **Durée :**
Activité :   **Durée :**
Calories dépensées :

Mon carnet d'activités sportives

Aujourd'hui le :

Activité :   **Durée :**
Activité :   **Durée :**
Calories dépensées :

Aujourd'hui le :

Activité :   **Durée :**
Activité :   **Durée :**
Calories dépensées :

Le point sur la semaine :

Mon poids est de :

Combien d'activités sportives :

Durée totale :

Cumul des calories dépensées :

Notes sur mon ressenti, mes objectifs :

Mon carnet d'activités sportives

Aujourd'hui le :

Activité :   **Durée :**
Activité :   **Durée :**
Calories dépensées :

Aujourd'hui le :

Activité :   **Durée :**
Activité :   **Durée :**
Calories dépensées :

Aujourd'hui le :

Activité :   **Durée :**
Activité :   **Durée :**
Calories dépensées :

Aujourd'hui le :

Activité :   **Durée :**
Activité :   **Durée :**
Calories dépensées :

Aujourd'hui le :

Activité :   **Durée :**
Activité :   **Durée :**
Calories dépensées :

Mon carnet d'activités sportives

Aujourd'hui le : ______________________________

Activité : ________________ **Durée :** ________________
Activité : ________________ **Durée :** ________________
Calories dépensées : ________________

Aujourd'hui le : ______________________________

Activité : ________________ **Durée :** ________________
Activité : ________________ **Durée :** ________________
Calories dépensées : ________________

Le point sur la semaine :

Mon poids est de : ________________________________

Combien d'activités sportives : ________________________

Durée totale : ________________________

Cumul des calories dépensées : ________________________

Notes sur mon ressenti, mes objectifs :

____

____

____

Mon carnet d'activités sportives

Aujourd'hui le :

Activité :   **Durée :**
Activité :   **Durée :**
Calories dépensées :

Aujourd'hui le :

Activité :   **Durée :**
Activité :   **Durée :**
Calories dépensées :

Aujourd'hui le :

Activité :   **Durée :**
Activité :   **Durée :**
Calories dépensées :

Aujourd'hui le :

Activité :   **Durée :**
Activité :   **Durée :**
Calories dépensées :

Aujourd'hui le :

Activité :   **Durée :**
Activité :   **Durée :**
Calories dépensées :

Aujourd'hui le :

Activité :   **Durée :**
Activité :   **Durée :**
Calories dépensées :

Aujourd'hui le :

Activité :   **Durée :**
Activité :   **Durée :**
Calories dépensées :

Le point sur la semaine :

Mon poids est de :

Combien d'activités sportives :

Durée totale :

Cumul des calories dépensées :

Notes sur mon ressenti, mes objectifs :

Mon carnet d'activités sportives

Aujourd'hui le : _______________________________

Activité : _______________   **Durée :** _______________
Activité : _______________   **Durée :** _______________
Calories dépensées : _______________________________

Aujourd'hui le : _______________________________

Activité : _______________   **Durée :** _______________
Activité : _______________   **Durée :** _______________
Calories dépensées : _______________________________

Aujourd'hui le : _______________________________

Activité : _______________   **Durée :** _______________
Activité : _______________   **Durée :** _______________
Calories dépensées : _______________________________

Aujourd'hui le : _______________________________

Activité : _______________   **Durée :** _______________
Activité : _______________   **Durée :** _______________
Calories dépensées : _______________________________

Aujourd'hui le : _______________________________

Activité : _______________   **Durée :** _______________
Activité : _______________   **Durée :** _______________
Calories dépensées : _______________________________

Mon carnet d'activités sportives

Aujourd'hui le :

Activité :   **Durée :**
Activité :   **Durée :**
Calories dépensées :

Aujourd'hui le :

Activité :   **Durée :**
Activité :   **Durée :**
Calories dépensées :

Le point sur la semaine :

Mon poids est de :

Combien d'activités sportives :

Durée totale :

Cumul des calories dépensées :

Notes sur mon ressenti, mes objectifs :

Mon carnet d'activités sportives

Aujourd'hui le :

Activité :　　　　　　　　　**Durée :**
Activité :　　　　　　　　　**Durée :**
Calories dépensées :

Aujourd'hui le :

Activité :　　　　　　　　　**Durée :**
Activité :　　　　　　　　　**Durée :**
Calories dépensées :

Aujourd'hui le :

Activité :　　　　　　　　　**Durée :**
Activité :　　　　　　　　　**Durée :**
Calories dépensées :

Aujourd'hui le :

Activité :　　　　　　　　　**Durée :**
Activité :　　　　　　　　　**Durée :**
Calories dépensées :

Aujourd'hui le :

Activité :　　　　　　　　　**Durée :**
Activité :　　　　　　　　　**Durée :**
Calories dépensées :

Mon carnet d'activités sportives

Aujourd'hui le :

Activité :   **Durée :**
Activité :   **Durée :**
Calories dépensées :

Aujourd'hui le :

Activité :   **Durée :**
Activité :   **Durée :**
Calories dépensées :

Le point sur la semaine :

Mon poids est de :

Combien d'activités sportives :

Durée totale :

Cumul des calories dépensées :

Notes sur mon ressenti, mes objectifs :

Mon carnet d'activités sportives

Aujourd'hui le :

Activité :   **Durée :**
Activité :   **Durée :**
Calories dépensées :

Aujourd'hui le :

Activité :   **Durée :**
Activité :   **Durée :**
Calories dépensées :

Aujourd'hui le :

Activité :   **Durée :**
Activité :   **Durée :**
Calories dépensées :

Aujourd'hui le :

Activité :   **Durée :**
Activité :   **Durée :**
Calories dépensées :

Aujourd'hui le :

Activité :   **Durée :**
Activité :   **Durée :**
Calories dépensées :

Mon carnet d'activités sportives

Aujourd'hui le :

Activité :   **Durée :**
Activité :   **Durée :**
Calories dépensées :

Aujourd'hui le :

Activité :   **Durée :**
Activité :   **Durée :**
Calories dépensées :

Le point sur la semaine :

Mon poids est de :

Combien d'activités sportives :

Durée totale :

Cumul des calories dépensées :

Notes sur mon ressenti, mes objectifs :

Mon carnet d'activités sportives

Aujourd'hui le :

Activité :   **Durée :**
Activité :   **Durée :**
Calories dépensées :

Aujourd'hui le :

Activité :   **Durée :**
Activité :   **Durée :**
Calories dépensées :

Aujourd'hui le :

Activité :   **Durée :**
Activité :   **Durée :**
Calories dépensées :

Aujourd'hui le :

Activité :   **Durée :**
Activité :   **Durée :**
Calories dépensées :

Aujourd'hui le :

Activité :   **Durée :**
Activité :   **Durée :**
Calories dépensées :

Mon carnet d'activités sportives

Aujourd'hui le :

Activité :   **Durée :**
Activité :   **Durée :**
Calories dépensées :

Aujourd'hui le :

Activité :   **Durée :**
Activité :   **Durée :**
Calories dépensées :

Le point sur la semaine :

Mon poids est de :

Combien d'activités sportives :

Durée totale :

Cumul des calories dépensées :

Notes sur mon ressenti, mes objectifs :

Mon carnet d'activités sportives

Aujourd'hui le :

Activité : **Durée :**
Activité : **Durée :**
Calories dépensées :

Aujourd'hui le :

Activité : **Durée :**
Activité : **Durée :**
Calories dépensées :

Aujourd'hui le :

Activité : **Durée :**
Activité : **Durée :**
Calories dépensées :

Aujourd'hui le :

Activité : **Durée :**
Activité : **Durée :**
Calories dépensées :

Aujourd'hui le :

Activité : **Durée :**
Activité : **Durée :**
Calories dépensées :

Mon carnet d'activités sportives

Aujourd'hui le :

Activité :   **Durée :**
Activité :   **Durée :**
Calories dépensées :

Aujourd'hui le :

Activité :   **Durée :**
Activité :   **Durée :**
Calories dépensées :

Le point sur la semaine :

Mon poids est de :

Combien d'activités sportives :

Durée totale :

Cumul des calories dépensées :

Notes sur mon ressenti, mes objectifs :

Mon carnet d'activités sportives

Aujourd'hui le :

Activité :   **Durée :**
Activité :   **Durée :**
Calories dépensées :

Aujourd'hui le :

Activité :   **Durée :**
Activité :   **Durée :**
Calories dépensées :

Aujourd'hui le :

Activité :   **Durée :**
Activité :   **Durée :**
Calories dépensées :

Aujourd'hui le :

Activité :   **Durée :**
Activité :   **Durée :**
Calories dépensées :

Aujourd'hui le :

Activité :   **Durée :**
Activité :   **Durée :**
Calories dépensées :

Aujourd'hui le :

Activité :   **Durée :**
Activité :   **Durée :**
Calories dépensées :

Aujourd'hui le :

Activité :   **Durée :**
Activité :   **Durée :**
Calories dépensées :

Le point sur la semaine :

Mon poids est de :

Combien d'activités sportives :

Durée totale :

Cumul des calories dépensées :

Notes sur mon ressenti, mes objectifs :

Mon carnet d'activités sportives

Aujourd'hui le :

Activité : **Durée :**
Activité : **Durée :**
Calories dépensées :

Aujourd'hui le :

Activité : **Durée :**
Activité : **Durée :**
Calories dépensées :

Aujourd'hui le :

Activité : **Durée :**
Activité : **Durée :**
Calories dépensées :

Aujourd'hui le :

Activité : **Durée :**
Activité : **Durée :**
Calories dépensées :

Aujourd'hui le :

Activité : **Durée :**
Activité : **Durée :**
Calories dépensées :

Mon carnet d'activités sportives

Aujourd'hui le :

Activité :   **Durée :**
Activité :   **Durée :**
Calories dépensées :

Aujourd'hui le :

Activité :   **Durée :**
Activité :   **Durée :**
Calories dépensées :

Le point sur la semaine :

Mon poids est de :

Combien d'activités sportives :

Durée totale :

Cumul des calories dépensées :

Notes sur mon ressenti, mes objectifs :

Mon carnet d'activités sportives

Aujourd'hui le :

Activité :   **Durée :**
Activité :   **Durée :**
Calories dépensées :

Aujourd'hui le :

Activité :   **Durée :**
Activité :   **Durée :**
Calories dépensées :

Aujourd'hui le :

Activité :   **Durée :**
Activité :   **Durée :**
Calories dépensées :

Aujourd'hui le :

Activité :   **Durée :**
Activité :   **Durée :**
Calories dépensées :

Aujourd'hui le :

Activité :   **Durée :**
Activité :   **Durée :**
Calories dépensées :

Mon carnet d'activités sportives

Aujourd'hui le :

Activité :   **Durée :**
Activité :   **Durée :**
Calories dépensées :

Aujourd'hui le :

Activité :   **Durée :**
Activité :   **Durée :**
Calories dépensées :

Le point sur la semaine :

Mon poids est de :

Combien d'activités sportives :

Durée totale :

Cumul des calories dépensées :

Notes sur mon ressenti, mes objectifs :

Mon carnet d'activités sportives

Aujourd'hui le :

Activité :   **Durée :**
Activité :   **Durée :**
Calories dépensées :

Aujourd'hui le :

Activité :   **Durée :**
Activité :   **Durée :**
Calories dépensées :

Aujourd'hui le :

Activité :   **Durée :**
Activité :   **Durée :**
Calories dépensées :

Aujourd'hui le :

Activité :   **Durée :**
Activité :   **Durée :**
Calories dépensées :

Aujourd'hui le :

Activité :   **Durée :**
Activité :   **Durée :**
Calories dépensées :

Mon carnet d'activités sportives

Aujourd'hui le :

Activité :   **Durée :**
Activité :   **Durée :**
Calories dépensées :

Aujourd'hui le :

Activité :   **Durée :**
Activité :   **Durée :**
Calories dépensées :

Le point sur la semaine :

Mon poids est de :

Combien d'activités sportives :

Durée totale :

Cumul des calories dépensées :

Notes sur mon ressenti, mes objectifs :

Mon carnet d'activités sportives

Aujourd'hui le :

Activité :   **Durée :**
Activité :   **Durée :**
Calories dépensées :

Aujourd'hui le :

Activité :   **Durée :**
Activité :   **Durée :**
Calories dépensées :

Aujourd'hui le :

Activité :   **Durée :**
Activité :   **Durée :**
Calories dépensées :

Aujourd'hui le :

Activité :   **Durée :**
Activité :   **Durée :**
Calories dépensées :

Aujourd'hui le :

Activité :   **Durée :**
Activité :   **Durée :**
Calories dépensées :

Mon carnet d'activités sportives

Aujourd'hui le :

Activité :   **Durée :**
Activité :   **Durée :**
Calories dépensées :

Aujourd'hui le :

Activité :   **Durée :**
Activité :   **Durée :**
Calories dépensées :

Le point sur la semaine :

Mon poids est de :

Combien d'activités sportives :

Durée totale :

Cumul des calories dépensées :

Notes sur mon ressenti, mes objectifs :

Mon carnet d'activités sportives

Aujourd'hui le :

Activité :   **Durée :**
Activité :   **Durée :**
Calories dépensées :

Aujourd'hui le :

Activité :   **Durée :**
Activité :   **Durée :**
Calories dépensées :

Aujourd'hui le :

Activité :   **Durée :**
Activité :   **Durée :**
Calories dépensées :

Aujourd'hui le :

Activité :   **Durée :**
Activité :   **Durée :**
Calories dépensées :

Aujourd'hui le :

Activité :   **Durée :**
Activité :   **Durée :**
Calories dépensées :

Mon carnet d'activités sportives

Aujourd'hui le :

Activité :   **Durée :**

Activité :   **Durée :**

Calories dépensées :

Aujourd'hui le :

Activité :   **Durée :**

Activité :   **Durée :**

Calories dépensées :

Le point sur la semaine :

Mon poids est de :

Combien d'activités sportives :

Durée totale :

Cumul des calories dépensées :

Notes sur mon ressenti, mes objectifs :

Mon carnet d'activités sportives

Aujourd'hui le :

Activité :   **Durée :**
Activité :   **Durée :**
Calories dépensées :

Aujourd'hui le :

Activité :   **Durée :**
Activité :   **Durée :**
Calories dépensées :

Aujourd'hui le :

Activité :   **Durée :**
Activité :   **Durée :**
Calories dépensées :

Aujourd'hui le :

Activité :   **Durée :**
Activité :   **Durée :**
Calories dépensées :

Aujourd'hui le :

Activité :   **Durée :**
Activité :   **Durée :**
Calories dépensées :

Mon carnet d'activités sportives

Aujourd'hui le :

Activité : _______________   **Durée :** _______________
Activité : _______________   **Durée :** _______________
Calories dépensées : _______________

Aujourd'hui le :

Activité : _______________   **Durée :** _______________
Activité : _______________   **Durée :** _______________
Calories dépensées : _______________

Le point sur la semaine :

Mon poids est de : _______________

Combien d'activités sportives : _______________

Durée totale : _______________

Cumul des calories dépensées : _______________

Notes sur mon ressenti, mes objectifs :

____

____

____